ÉTUDES LARYNGOSCOPIQUES

DIAGNOSTIC

DES

PARALYSIES MOTRICES

DES MUSCLES

DU LARYNX

PAR

Le Dr. Emile NICOLAS-DURANTY

Médecin-adjoint des hôpitaux de Marseille, membre de la Société de médecine,
Secrétaire de l'association médicale des Bouches-du-Rhône, etc., etc.

AVEC PLANCHES

PARIS

LIBRAIRIE J.-B. BAILLIÈRE ET FILS

19, rue Hautefeuille, près le boulevard Saint-Germain.

1872

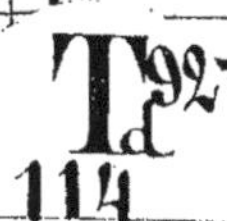

DIAGNOSTIC

DES

PARALYSIES MOTRICES

DES MUSCLES DU LARYNX

PRINCIPAUX TRAVAUX DE L'AUTEUR :

DU LARYNGOSCOPE ET DE SON EMPLOI DANS LES MALADIES DE LA GORGE; par MORELL-MACKENZIE, traduit de l'anglais sur la seconde édition. Avec figures dans le texte. — Paris, 1867.

ABCÈS DU LARYNX. — Figures dans le texte. — Marseille médical n° de juillet 1870. — Marseille, 1870.

DE LA LARYNGITE CHRONIQUE. — Traitement topique. — Marseille, 1865.

ESSAI SUR LA TRANSFUSION DU SANG. — Paris, 1860.

VERSAILLES. — Imprimerie Cerf.

DIAGNOSTIC

DES

PARALYSIES MOTRICES

DES MUSCLES

DU LARYNX

PAR

Le Dr. Emile NICOLAS--DURANTY

Médecin-adjoint des hôpitaux de Marseille; membre de la Société de médecine;
Secrétaire de l'association médicale des Bouches-du-Rhône, etc., etc;

AVEC PLANCHES

PARIS

LIBRAIRIE J. B. BAILLIÈRE ET FILS

19, rue Hautefeuille, près le boulevard Saint-Germain.

1872

Les quelques notes que je publie aujourd'hui sur le diagnostic des paralysies motrices des muscles du larynx, comme contributions à la pathologie du larynx, seront bientôt suivies, d'autres études laryngoscopiques. Je me propose d'étudier successivement les résultats que m'a fournis l'examen laryngoscopique dans les laryngites aiguës simples ou spécifiques ; dans la laryngite pseudo-membraneuse ou croup ; dans la laryngite œdémateuse ; enfin dans les laryngites chroniques. Le laryngoscope, en permettant de voir le larynx et d'agir sur cet organe par des moyens directs, a complétement modifié la symptomatologie et le traitement des maladies laryngées. C'est par conséquent sur ces questions, qui sont purement du domaine objectif, que porteront mes investigations.

Dr E. Nicolas-Duranty.

Marseille, le 1er Février 1872.

TABLE DES MATIÈRES

DIAGNOSTIC

DES

PARALYSIES MOTRICES

DES MUSCLES DU LARYNX

I

PROLÉGOMÈNES. — Dans la sphère de la motilité, la paralysie est l'abolition du mouvement résultant d'une perturbation dans l'innervation motrice. On désigne la paralysie complète sous le nom d'*akinésie ;* on l'appelle *parésie*, lorsqu'elle est incomplète.

Lorsque la paralysie des muscles de la glotte ne se rattache pas à une cause centrale et qu'elle n'est pas amenée par la compression des nerfs laryngés, la respiration se fait librement, mais les vibrations sonores des cordes vocales sont impossibles.

Il y a dans le larynx deux ordres de mouvements : les uns président à la phonation et sont sous la dépendance des spinaux ; les autres sont relatifs à la respiration, ils sont sous la dépendance des pneumogastriques. Le pneumogastrique a d'ailleurs une puissance motrice indépendante du spinal, c'est ce qui lui permet de faire

fonctionner le larynx comme organe respiratoire invo-
lontaire. Mais, si physiologiquement, on prouve que les
mouvements vocaux du larynx sont animés par des
filets des spinaux, et les mouvements respiratoires par
des filets moteurs distincts des premiers et venant des
pneumogastriques, anatomiquement on ne peut isoler
ces deux ordres de filets nerveux. Il n'y a pas dans
l'appareil moteur laryngien deux ordres de muscles
correspondant aux deux ordres de nerfs.

Les muscles du larynx sont indivisibles dans leur
action (à l'état physiologique), cependant ils peuvent
réaliser deux fonctions distinctes. Le spinal apporte aux
muscles du larynx une faculté motrice distincte de celle
que le pneumogastrique leur donne. Donc, dans le
larynx, le nerf spinal est un nerf moteur vocal et le
pneumogastrique un nerf moteur respiratoire. Il est
permis de croire que ces données physiologiques, qui
découlent des expériences de M. Claude Bernard,
seront corroborées et complétées par la pathologie,
lorsque les paralysies d'origine centrale auront été
mieux étudiées. On pourra établir alors quels sont les
muscles qui sont soumis directement aux filets du
spinal ou à ceux du pneumogastrique.

Comme corollaire de ces principes de physiologie,
et pour faciliter l'étude des paralysies des muscles du
larynx, je crois devoir rappeler l'action des différents
muscles de cet organe.

Les muscles intrinsèques du larynx sont au nombre
de neuf, savoir : quatre pairs et un impair. Les muscles
pairs sont : 1° le crico-thyroïdien ; 2° le crico-aryténoï-

dien postérieur ; 3° le crico-aryténoïdien latéral ; 4° le thyro-aryténoïdien. Le muscle impair est le muscle ary-aryténoïdien.

1° *Crico-thyroïdien*. — En prenant son point fixe sur le cartilage cricoïde, il rapproche en avant le thyroïde du cricoïde et l'écarte en arrière en produisant un mouvement de bascule. Les crico-thyroïdiens sont *tenseurs* des cordes vocales.

2° *Crico-aryténoïdien postérieur*. — En se contractant il fait exécuter à l'aryténoïde un mouvement de rotation sur son axe vertical qui porte l'apophyse antérieure interne (apophyse vocale) en dehors. Les muscles crico-aryténoïdiens postérieurs sont *dilatateurs* de la glotte et *tenseurs* des cordes vocales.

3° *Crico-aryténoïdien latéral*. — Lorsque ces muscles se contractent, les apophyses antérieures et internes des aryténoïdes se rapprochent de la ligne médiane. Ces muscles sont *constricteurs* de la glotte.

4° *Thyro-aryténoïdien*. — C'est le muscle le plus compliqué du larynx ; il est formé de plusieurs faisceaux, et son action est complexe. En se contractant, il porte le cartilage aryténoïde en avant, et lui communique un mouvement de bascule, par lequel l'apophyse vocale est portée en dedans. Les muscles thyro-aryténoïdiens ont une action des plus importantes pour la qualité de la phonation. Non-seulement ils contribuent au rapprochement des cordes vocales inférieures, mais encore leur contraction produit le gonflement, l'augmentation d'épaisseur des cordes vocales. Le changement qui est ainsi apporté dans l'état physique

des parties vibrantes, modifie la hauteur du son et
le timbre. La tension, le raccourcissement et le
gonflement successif ou simultané des cordes voca-
es, font de l'anche vivante un instrument parfait et
par suite très-délicat.

5° *Ary-aryténoïdien.*—Le muscle ary-aryténoïdien en
se contractant, entraîne en dedans les deux cartilages
aryténoïdes, de sorte que leurs faces internes se rapprochent. L'action de ce muscle est de rapprocher les extrémités postérieures des cordes vocales. (Voir planche I).

Les anciens ont décrit l'aphonie. Ils lui donnaient
des causes diverses, et entre autres, la paralysie.

Les modernes se sont occupés de l'aphonie nerveuse, et ont bien admis la forme produite par la
paralysie des muscles du larynx ; mais l'étude de
l'akinésie laryngée ne pouvait être fructueuse qu'après
l'invention du laryngoscope. Malgré les travaux de
Turck (1), Gerhardt (2), Morell-Mackenzie (3), Gibb
(4), nos connaissances sont encore bien limitées sur
les akinésies laryngées. Morell-Mackenzie, qui a réuni
un grand nombre d'observations, a donné des notions
très-nettes sur les paralysies des divers muscles du
larynx, et il a appliqué avec le plus grand succès le
galvanisme sur les cordes vocales. Je me propose dans
cet essai d'étudier le diagnostic des akinésies du larynx

(1) L. Turck. *Recherches cliniques sur diverses maladies du larynx.*
Paris, 1862.

(2) Virchows', *Archiv. fur pathologische Anatomie.* Vol. XXI.

(3) Morell-Mackenzie. Hoarseness, loss of voice and Stridulous
breathing. London, 1868.

(4) Gibb. The Diseases of the Throat. — 2ᵉ éd. London, 1864.

vues au laryngoscope. Je m'efforcerai de dissocier les différents muscles du larynx et de montrer les signes objectifs et rationnels de la paralysie de chacun d'eux.

Tous les résultats que j'avance, je les ai vus et montrés bien souvent à des confrères. Je m'appuie sur des observations faites pendant ces dix dernières années. Mes malades étaient atteints soit d'une tumeur au cou, soit d'un anévrysme de l'aorte. Chez d'autres, l'aphonie était d'origine nerveuse ou bien produite par des catarrhes anciens. Quelques-uns étaient anémiques, d'autres tuberculeux.

L'étude des causes est un élément très-important du diagnostic, aussi je ne crois pas sortir de mon sujet en les énumérant rapidement.

Causes. — (1) Les causes des akinésies des muscles du larynx peuvent se grouper dans les trois catégories suivantes : 1° akinésies fonctionnelles; 2° akinésies dyscrasiques; 3° akinésies organiques.

1° *Akinésies fonctionnelles.* — Ce n'est qu'après un examen approfondi du malade, que l'on peut admettre l'akinésie fonctionnelle; surtout, lorsque la maladie dure depuis quelque temps. Cependant il existe un certain nombre de causes dont l'action est très-positive. — Nous admettrons dans cette classe les akiné-

---

(1) MANDL. *Des névroses chroniques du larynx.* (*Gaz. des hôp.* n° 4, 10 janvier 1861). — POTAIN. *Anévrysme de la crosse de l'aorte reconnu au moyen du laryngoscope* (*Gaz. des hôp.* n° 106, 9 septembre 1865). — MANDL. *Laryngoscopie ; tuberculisation au 1er degré.* (*Gaz. des hôp.* n° 74, 23 juin 1860). Paris, 1868. — KRISHABER. *Gaz. hebd. de méd. et chirurgie,* 1862. — MORELL-MACKENZIE. *Loco cit.*

sies produites : 1° par les efforts de la voix ; 2° par un usage irrationnel et immodéré de la voix ; 3° par le froid ; 4° par les émotions morales ; 5° par l'hystérie ; 6° par un état catarrhal prolongé. — Dans ces cas l'akinésie est amenée par une excitation anormale, plus ou moins prolongée des nerfs laryngés ; ou par une action généralement de courte durée sur le système cérébro-spinal ; ou bien encore elle est produite par une action réflexe.

2° *Akinésies dyscrasiques*. — Les modifications dans la quantité et les altérations dans la qualité des principes constitutifs du sang, donnent naissance à des paralysies des muscles du larynx. Les akinésies laryngées se rencontrent dans l'anémie et la chlorose. L'intoxication par le plomb ou par l'arsenic les produit quelquefois. La diphthérie et la fièvre typhoïde sont souvent suivies de l'akinésie des muscles vocaux.

3° *Akinésies organiques*. — Les faits qui entrent dans cette catégorie sont fort nombreux et dissemblables. Cependant, ils présentent un caractère commun, c'est une lésion matérielle des nerfs qui se rendent aux muscles du larynx. Cette lésion est primitive ou secondaire. Les paralysies de cette classe sont souvent produites par une affection des centres nerveux. Un amas de tubercules au sommet du poumon droit, des exsudats pleurétiques coiffant le sommet du poumon, des dépôts tuberculeux autour de la trachée, le goître exophthalmique, des tumeurs autour de l'œsophage, l'anévrysme de l'aorte peuvent également les amener. Le rhumatisme est encore une cause puissante.

II

DIAGNOSTIC

Les paralysies des muscles du larynx ne permettent pas le rapprochement des cordes vocales ou leur tension dans les phénomènes de la phonation. Aussi la paralysie d'un des muscles ou de plusieurs d'entre eux, est-elle accompagnée par l'aphonie, l'enrouement ou la dysphonie. Cependant, l'action des muscles est conservée dans une certaine mesure, pour les mouvements de la respiration, pour l'effort, mais l'accommodation nécessaire à la phonation ne se fait pas. On a pu noter le timbre particulier de la voix correspondant à la paralysie de tel muscle ou de tel groupe de muscle. Cette étude des modifications de la voix forme pour notre sujet les signes subjectifs.

I. — Signes subjectifs.

Les signes subjectifs ont une valeur secondaire, ils servent principalement à diriger l'examen. Cependant, avec de l'exercice, on peut reconnaître quelquefois au timbre de la voix s'il existe une ulcération, une tumeur ou une paralysie. Dans les akinésies laryngées on distingue des nuances dans le timbre de la voix ; je vais essayer de les formuler.

La paralysie des crico-thyroïdiens altère légèrement

la voix de la conversation ordinaire; elle devient sombre, rauque. La fatigue se montre très-rapidement. Le chant est impossible.

La paralysie bi-latérale des crico-aryténoïdiens postérieurs présente des signes très-remarquables. Lorsque le malade est au repos, il est peu suffoqué et sa voix est seulement enrouée; mais s'il fait le moindre mouvement, il est pris d'une dyspnée intense. La toux est éteinte. L'état général est toujours grave. Dans la paralysie uni-latérale la voix est aiguë et discordante, et les mouvements font naître de la dyspnée.

Dans l'akinésie des deux muscles crico-aryténoïdiens latéraux, l'aphonie est complète. Le bruit de la toux est éteint. Lorsqu'un seul des muscles est atteint la voix est enrouée, discordante; le timbre de la toux est modifié.

La paralysie des thyro-aryténoïdiens donne à la voix un timbre tantôt aigu, tantôt rauque et dur.

L'aphonie n'est jamais complète. Si la paralysie ne siège que d'un côté, les modifications de la voix ne deviennent apparentes que chez les chanteurs, les orateurs, etc, etc.

Lorsque l'ary-aryténoïdien est paralysé, la voix a un caractère étouffé, rauque.

II. — Signes objectifs.

Les signes objectifs sont fournis par l'examen laryngoscopique. Pour arriver, en observant la glotte, à diagnostiquer le muscle paralysé, il est nécessaire, suivant

l'intensité de la paralysie et l'état des différentes parties du larynx, de se livrer à un examen analytique
complexe. Je diviserai cette étude en trois sections.
Dans la première, j'étudierai la glotte à l'état normal
dans les conditions multiples de la respiration et de la
phonation ; dans la seconde, je passerai en revue les
diverses causes d'erreur ; enfin dans la troisième, j'examinerai la paralysie de chacun des muscles du larynx
pris isolément, et j'analyserai l'image laryngoscopique.

§ 1. — GLOTTE PENDANT LA RESPIRATION ET LA PHONATION.
— Lorsque le sujet en observation ne présente aucune
lésion de tissus dans l'organe de la phonation, on peut,
en plaçant le miroir laryngien au moment où le larynx
devient visible à l'observateur, reconnaître d'une manière générale s'il existe une paralysie. En effet, le
malade a ordinairement une légère appréhension qui
le pousse à retenir la respiration. Les muscles du
larynx tendent à se contracter comme dans l'effort,
et les cordes vocales se rapprochent plus ou moins.
Dans ce mouvement rapide l'observateur peut saisir
un mouvement anormal qui le mettra sur la voie pour
chercher s'il existe une paralysie. Il devra alors faire
un examen analytique pour savoir quel est le muscle
ou le groupe de muscles qui est atteint.

Il importe au plus haut degré d'étudier la forme de
la glotte à l'état normal dans les différents modes
fonctionnels du larynx, car c'est d'après la forme de
la glotte à un moment donné et exactement déterminé
que l'on arrive au diagnostic complet.

Je vais, par conséquent, rappeler les différents

aspects de la glotte vue au laryngoscope dans les états
physiologiques suivants : 1° respiration tranquille ;
2° respiration forcée ; 3° phonation ; 4° chant, (a) voix
de poitrine, (b) voix de fausset. Je ne donnerai pas la
description de toutes les parties que montre le miroir
laryngien et les détails techniques sur l'image laryn-
gienne. On aura recours, pour cette étude, aux différents traités de laryngoscopie, et entre autres à ma tra-
duction française de l'ouvrage de Morell-Mackenzie. Je
ne dois décrire ici que les vues laryngoscopiques qui
sont nécessaires au diagnostic qui nous occupe.

1° *Respiration tranquille.* — La glotte est modéré-
ment ouverte, elle présente une forme triangulaire
à sommet antérieur, au point de jonction des cordes
vocales vraies. La base est en arrière, elle est formée
par la muqueuse et le muscle ary-aryténoïdien qui
réunit les deux cartilages aryténoïdes. Le plan des
cordes vocales est un peu oblique, de haut en bas et de
dedans en dehors. (pl. II. *fig.* 1).

2° *Respiration forcée.* — Quand on force la respiration,
la glotte prend une forme lozangique produite par la
projection en dehors des apophyses vocales. Les cordes
vocales paraissent déprimées dans leur diamètre trans-
versal vers la partie moyenne. Elles sont moins éloignées vers leur extrémité aryténoïdienne que dans la
respiration tranquille, enfin elles tendent à se séparer
vers leur insertion antérieure ; l'épiglotte est soulevée.
(pl. II. *fig.* 2).

En continuant à forcer la respiration, la glotte prend
une forme hexagonale, l'épiglotte fortement redressée

laisse voir sa projection sous forme d'une ligne; de chaque côté de l'extrémité de cette ligne, se détachent les cordes vocales, qui se portent obliquement en dehors jusqu'à la pointe de l'apophyse vocale, puis en dedans, jusqu'à leur attache à la base du cartilage aryténoïde; enfin le dernier côté de l'hexagone est formé par la muqueuse qui recouvre le muscle ary-aryténoïdien. (pl. II. *fig.* 3).

3° *Phonation.* — Pour examiner les mouvements de la glotte particuliers à la phonation en vue du sujet spécial qui nous occupe, on doit agir de la manière suivante : Faire respirer le malade d'une manière calme et régulière; lorsque le mouvement respiratoire est bien régularisé, engager le malade à prononcer très-légèrement la voyelle *a*. On observe alors les modifications qui se produisent dans la forme de la glotte. Ces changements de forme doivent être parfaitement symétriques dans le côté droit et dans le côté gauche du larynx, et les mouvements qui les produisent doivent être rhythmiques de chaque côté de la ligne médiane. La glotte qui avait une forme triangulaire devient linéaire, les cartilages aryténoïdes se rapprochent, les bords libres des cordes vocales s'affrontent et celles-ci se découvrent dans toute leur étendue en largeur; leurs extrémités antérieures sont couvertes par le bourrelet épiglottique, et leurs extrémités postérieures par la muqueuse aryténoïdienne. Enfin, au moment de l'émission de la voyelle *a*, la partie moyenne des cordes vocales et la partie correspondante de leur bord libre entrent en vibrations. La quantité

de cordes vocales soit en largeur, soit en longueur, qui
entre en vibrations, varie suivant l'intensité de
l'émission phonétique. Pour voir les cordes vocales
dans toute leur étendue en longueur au moment de la
phonation, il faut faire exécuter au malade une inspiration profonde suivie d'une expiration profonde également, que l'on interrompt en faisant prononcer la
voyelle *a*. (pl. II. *fig*. 4).

4° *Chant*. — Pour diagnostiquer les paralysies peu
marquées, il est nécessaire de faire parcourir à la
voix l'échelle diatonique des sons, dans ses deux mani-
festations désignées sous les noms de registre de poitrine et registre de fausset. Si l'oreille saisit les disson-
nances, l'œil voit les mouvements asynergiques des
cordes vocales, et en détermine l'importance. M. Battaille (1) a, dans un mémoire très-remarquable, étudié
la physiologie du chant. Il ne m'a pas été donné de
vérifier toutes ses expériences, d'abord parce que je
n'ai aucune connaissance de l'art du chant, ensuite,
parceque les artistes que j'ai examinés étaient loin
d'avoir un organe vocal aussi perfectionné que celui
du célèbre professeur du Conservatoire. Quoiqu'il en
soit, j'ai pu constater les variations de la forme de la
glotte dans le registre de poitrine et dans le registre
de fausset.

(*a*) Registre de poitrine :

1° Les cordes vocales vibrent dans toute leur
étendue.

(1) Battaille, *Nouvelles recherches sur la phonation*. Paris, 1866.

2° Plus le son devient aigu, plus les vibrations sont rapides et diminuent d'amplitude.

3° Pour aller du grave à l'aigu, les cordes vocales se tendent surtout suivant leur longueur, et la glotte se rétrécit d'arrière en avant. M. Battaille (1) donne les limites suivantes à ce rétrécissement d'arrière en avant : du si² au ré³, chez les basses-tailles ; du mi³ au sol³, chez les ténors ; du fa³ au la³, chez les femmes.

4° L'affrontement des aryténoïdes diminue en arrière l'ouverture glottique et donne au son l'éclat qui le distingue.

5° La glotte est rectiligne (pl. II, *fig.* 6).

(*b*) Registre de fausset :

1° Les cordes vocales vibrent seulement dans leurs bords libres.

2° Plus le son devient aigu, plus les vibrations sont rapides et diminuent d'amplitude.

3° Pour aller du grave à l'aigu, la glotte se rétrécit d'arrière en avant. M. Battaille limite ce rétrécissement de la manière suivante : du fa³ au la³, chez les basses-tailles ; du sol³ au si³, chez les ténors ; du ré⁴ au fa⁴, chez les femmes.

4° La glotte prend une forme elliptique très-remarquable. (pl. II, *fig.* 5).

(*c*) Pour reconnaître certaines paralysies peu marquées, il est nécessaire de faire filer un son et battre un trille. Quand on fait filer un son, le laryngoscope montre que les cordes vocales s'affrontent légèrement,

____

(1) Battaille, *L. cit.* p. 36 et 46.

ensuite on voit que les vibrations deviennent de plus en plus amples, et la glotte, qui était fermée en arrière au début, s'ouvre légèrement.

Les chanteurs appellent battre un trille « répéter alternativement et avec rapidité deux sons à intervalle de seconde à l'aide d'un courant d'air non interrompu. » (BATTAILLE).

§ 2. — DES CAUSES D'ERREUR. — Des lésions fort diverses peuvent cacher une paralysie, ou simuler une paralysie en masquant ou même en empêchant les mouvements des cordes vocales. Chez les malades faibles, débilités, il faut faire respirer tantôt fortement, tantôt doucement, parce que dans la faiblesse générale, les mouvements de la glotte sont moins marqués pendant la respiration. Des cicatrices, des tumeurs, de l'œdème limité, des lésions dans les articulations des cartilages, peuvent produire de la difficulté dans les mouvements des cordes vocales. Le gonflement d'une corde vocale supérieure, en cachant la corde vocale vraie qui se trouve au-dessous, peut induire en erreur. Le spasme des adducteurs peut simuler la paralysie des crico-aryténoïdiens postérieurs.

§ 3. — RECHERCHE DU MUSCLE PARALYSÉ. — A. — *Muscle crico-thyroïdien.* — La paralysie des crico-thyroïdiens est généralement bi-latérale. Sa détermination est souvent difficile. Pendant la respiration la partie moyenne des cordes vocales présente alternativement une dépression et un mouvement d'élévation. Le bord interne des cordes vocales n'est pas net, tranché, il paraît légèrement ondulé. Dans les efforts pour prononcer la voyelle *a*, le rapprochement des cordes vocales se fait avec difficulté. Cette paralysie est généralement accompagnée de l'hyperhémie des cordes vocales. (pl. III, *fig.* 1 et 2).

B. — *Muscle crico-aryténoïdien postérieur.* — La paralysie des crico-aryténoïdiens postérieurs est bi-latérale ou uni-latérale.

(a) *Paralysie bi-latérale.* — Pendant l'inspiration les cordes vocales restent rapprochées de la ligne médiane au lieu de s'éloigner l'une de l'autre. Quand l'inspiration est forcée, elles se rapprochent davantage l'une de l'autre, et arrivent même au contact. Dans les expirations forcées, les cordes vocales se séparent légèrement (pl. III. *fig.* 3 et 4). Les cordes vocales ont généralement leur couleur normale.

(b) *Paralysie uni-latérale.* — Pendant l'inspiration la corde vocale qui correspond au côté paralysé, ne s'écarte pas de la ligne médiane, elle présente un état congestif prononcé.

C. — *Muscle crico-aryténoïdien latéral.* — La paralysie des crico-aryténoïdiens latéraux est bi-latérale ou uni-latérale.

(a) *Paralysie bi-latérale.* — La glotte est largement ouverte. Lorsqu'on engage le malade à prononcer la voyelle *a*, les cordes vocales restent immobiles sur les côtés du larynx. On constate un mouvement dans le muscle aryténoïde, mais son action n'est pas suffisante pour rapprocher les apophyses vocales.

(a) *Paralysie uni-latérale.* — La corde vocale qui correspond au côté paralysé reste immobile, tandis que celle du côté sain s'avance vers la ligne médiane, lorsqu'on engage le malade à produire un son phonétique. (pl. III. *fig.* 5).

D. — *Muscle thyro-aryténoïdien.* — (a) *Paralysie bilatérale.* — Les cordes vocales paraissent allongées, si l'on engage le malade à prononcer la voyelle *a*; les cordes vocales, en se rapprochant l'une de l'autre vers la ligne médiane, présentent entre elles une ouverture elliptique, et elles offrent une dépression sur leur partie moyenne. (pl. III. *fig.* 6).

(b) *Paralysie uni-latérale.* — Cette paralysie est très-difficile à constater; ce n'est que par une comparaison attentive des deux cordes vocales que l'on arrive à la déterminer. Il faut placer le miroir avec beaucoup de soin de manière que sa projection soit bien parallèle au plan vertical du corps, afin de ne pas être trompé par une illusion d'optique.

E. — *Muscle ary-aryténoïdien.* — Lorsque le muscle ary-aryténoïdien est paralysé, la glotte prend la disposition suivante pendant les efforts phonateurs : les cordes vocales sont rapprochées dans leurs deux tiers antérieurs; dans leur tiers postérieur elles sont portées en dehors, et forment les deux côtés d'un triangle à base très-longue constituée par l'espace inter-ary-aryténoïdien.

Cette description un peu abstraite, peut-être, sera rendue plus claire par la lecture des faits qui m'ont servi de base pour ce travail. Je pourrais citer un grand nombre d'observations, mais je n'en rapporterai que quelques-unes choisies parmi celles qui ont une im-

portance capitale par la netteté du diagnostic et par
les résultats obtenus pendant la vie, ou bien à cause de
la confirmation du diagnostic donné par l'autopsie.

Parmi ces observations, les unes ont été recueillies
par moi, les autres sont empruntées à Morell-Mackenzie.

OBSERVATIONS

OBSERVATION I

Paralysie des crico-thyroïdiens.

Pendant le mois de novembre 1869, M. M***, âgé de
33 ans, vint me consulter. M. M***, employé dans une
maison de commerce est un excellent chanteur. Depuis
deux ou trois mois il a perdu presque totalement sa voix.
Le timbre de la voix parlée est sombre, mais dès qu'il
veut chanter, il produit des dissonances qui l'obligent à
s'arrêter. L'état général est d'ailleurs fort bon.

Examen laryngoscopique. — Les cordes vocales sont
rouges; elles paraissent ondulées sur leurs bords libres. En faisant prononcer les voyelles *a* ou *e* elles se
rapprochent et présentent vers leur partie moyenne un
mouvement de soulèvement et d'abaissement tout particulier.

Quelques cautérisations locales avec une solution de
nitrate d'argent firent disparaître l'hyperhémie. Dix

faradisations des muscles crico-thyroïdiens rendirent
à la voix de M. M*** toute son étendue.

(E. Nicolas-Duranty).

OBSERVATION II

*Dysphonie durant depuis cinq mois produite par une para-
lysie du tenseur de la corde vocale droite, guérie par la
faradisation du muscle affecté.*

M. E. M***, âgé de 44 ans, commissaire-priseur,
me consulta au mois de février 1868, pour une faiblesse
de la voix qui a commencé à se manifester il y a cinq
mois. Il a essayé plusieurs modes de traitements, et
en dernier lieu, il faisait des inhalations d'une solution ferrugineuse pulvérisée. Il établit qu'il a eu des
alternatives de mieux et de plus mal, mais qu'en
somme, depuis le mois de novembre, il se trouve dans
le même état. Son état général est mauvais. En faisant
l'examen laryngoscopique, on voit que la corde vocale
droite est relâchée. En appliquant un courant galva-
nique à travers le tenseur du côté droit, le miroir
laryngien étant en position, on constate l'effet produit
sur la corde vocale correspondante. Le malade continue
lui-même son traitement (avec un petit appareil amé-
ricain) en appliquant le courant deux ou trois fois par
jour pendant un mois. Ce temps a suffi pour le guérir,
et la corde vocale droite ne montrait aucun signe de
relâchement.

(Morell-Mackenzie, L. cit. pag. 50).

OBSERVATION III

Paralysie du crico-aryténoïdien postérieur gauche.

Pendant le mois de septembre en 1868 nous fûmes réunis en consultation, M. le Dr. Pau de Saint-Martin et moi, par M. le Dr. Villard auprès de M. G***, atteint d'un anévrysme de la crosse de l'aorte. Je ne parlerai pas des différents symptômes très-importants et du plus grand intérêt que présenta ce malade. Je ne m'arrêterai qu'aux signes fournis par le larynx. M. G***, avait la voix rauque, enrouée, déchirée dans l'état de calme ; il devenait complètement aphone pendant les accès de suffocation qui le saisissaient de temps en temps. L'examen laryngoscopique montra nettement la paralysie du crico-aryténoïdien postérieur gauche. Pendant l'inspiration la corde vocale droite s'éloignait de la ligne médiane pour gagner la partie latérale droite du larynx, tandis que la corde vocale gauche demeurait immobile. Lorsqu'on engageait le malade à prononcer la voyelle *a*, la corde vocale droite s'avançait vers la ligne médiane du larynx, tandis que la gauche restait immobile dans la situation qu'elle occupait, sa limite interne étant presque sur la ligne médiane.

Ce fait a été parfaitement vu et apprécié par MM. les médecins consultants.

L'examen laryngoscopique fut pratiqué d'autres fois, et je ne constatai l'hyperhémie de l'organe que pendant les crises de dyspnée.

(E. Nicolas-Duranty).

OBSERVATION IV.

*Paralysie des abducteurs des cordes vocales datant de plu-
sieurs années, et réduisant la glotte à une simple fente
d'un seizième de pouce.*

Judge S***, âgé de 61 ans, vint d'Amérique d'après
l'avis du docteur Marion Sims, et me consulta en
septembre 1866. Il se plaignait de dyspnée et d'enrouement. Dans sa jeunesse on redoutait qu'il ne
devint tuberculeux, ce qui lui fit abandonner sa profession pour vivre à la campagne. Sa santé s'étant
améliorée, il revint à la ville pour continuer l'exercice
de sa profession. Il raconte que depuis trente ans environ sa voix est faible, et qu'il y a une quinzaine d'années après avoir parlé pendant plusieurs heures, il
fut pris subitement d'un spasme violent de la gorge
qui dura plusieurs heures. — Depuis lors il a eu plusieurs accès semblables, mais moins forts. Depuis
sept ou huit ans, sa voix est devenue faible, et main-
tenant le moindre exercice et surtout la conversation
ainsi que l'acte de monter un escalier apportent les
plus grands troubles à sa respiration. En dormant, il
respire très-bruyamment. En mangeant, il avale,
comme on dit vulgairement, de travers, et est pris de
violents accès de toux. Tous les symptômes qu'il
éprouve ont augmenté depuis cinq ou six mois, et
depuis huit ou neuf semaines, il est fatigué par une
toux croupale très-fréquente accompagnée d'une expec-
toration légère surtout le matin. Il a perdu un oncle

et un cousin de tubercules pulmonaires, mais aucun autre de ses parents n'a succombé à cette maladie. Le malade a l'apparence faible, mais comme il est doué d'une puissante énergie, il supporte assez bien la fatigue. Il est pâle et a le teint jaune paille des cancéreux. Il n'a aucun point douloureux ni à la tête ni à la poitrine, et ne présente aucun symptôme de paralysie, si ce n'est ceux observés du côté du larynx. En pratiquant l'examen laryngoscopique, je trouvai que pendant l'inspiration, les cordes vocales s'écartaient à peine de la ligne médiane, et que l'espace qui les séparait était tout au plus $1/16^e$ de pouce. Dans l'expiration forcée l'ouverture n'avait qu'un huitième de pouce.

La poitrine ne présentait aucune lésion. Le cas me paraissant fort grave, j'appelai le Dr. Greenhow en consultation qui ne trouva, après une recherche très-prolongée, qu'une légère matité correspondant au médiastin postérieur.

Le Dr. Pratt, laryngoscopiste très-habile, et le Dr. Greenhow vérifièrent mon examen du larynx. Désirant avoir une confirmation de mon diagnostic, j'envoyai le malade au Dr. Georges Johnson qui ne fut pas influencé, car je ne lui fis pas connaître le résultat de mon observation. Le Dr. Johnson donna son opinion par écrit; il constata l'étroitesse de la glotte, qu'il attribua à une cause différant un peu de celle que j'admettais. Il trouva les poumons parfaitement sains.

Je conseillai la trachéotomie à mon malade. Il demanda à voir un malade portant une canule, et, après

en avoir vu un dans cet état, il ne voulut pas subir
l'opération, en disant : «qu'il préférait les inconvénients
et les dangers de son état présent à l'incommodité de
porter une canule. » Il se fit cependant indiquer les
instruments nécessaires pour la trachéotomie, et il devait
les porter constamment sur lui pour se faire pratiquer
l'opération dès qu'il se sentirait dans un danger im-
médiat de suffocation. Pendant son séjour à Londres,
il fit usage d'inhalation stimulante, de préparations fer-
rugineuses et d'huile de foie de morue. Au bout de quelque temps il se sentit mieux, bien que je n'aperçusse
aucune amélioration dans l'état du larynx. Nous lui
recommandâmes alors de passer l'hiver dans le sud de
l'Europe. De Londres, il alla à Paris, où il consulta
Trousseau. Ce médecin célèbre émit une opinion qui,
à l'exception de ce qui avait trait à l'état du larynx,
différait profondément de la manière de voir de
M^r. Greenhow et de la mienne; le traitement qu'il
recommanda est caractéristique de l'école française.
Voici un extrait de la consultation du Dr. Trousseau.

« Le laryngoscope montre la membrane muqueuse
du larynx et les cordes vocales rouges et gonflées sans
ulcération (1); on aperçoit également que ces cordes
vocales sont paralysées, c'est-à-dire qu'elles ne se

(1) Le docteur Pratt qui assista à l'examen laryngoscopique à Paris
et à Londres m'écrivit que : « lorsqu'il inspecta le larynx avec Trousseau, les cordes vocales étaient légèrement tuméfiées et que la droite
principalement était rouge. » Cet état était probablement accidentel et
tenait à un état catarrhal temporaire. Plus loin il ajoutait : « Trousseau trouva les deux poumons malades et considéra l'affection laryn-
gienne comme tuberculeuse. »

meuvent qu'avec difficulté. En auscultant la poitrine, je
trouve que la respiration est faible au sommet du poumon gauche, et je suppose qu'il existe des tubercules
au premier degré dans le lobe supérieur. Je pense que
la paralysie incomplète des cordes vocales est due à
l'extension de l'inflammation de la membrane muqueuse et du tissu cellulaire aux fibres musculaires des
cordes vocales. Je conseille : 1° de passer l'hiver à Can-
nes ; 2° Tous les deux mois prendre pendant quinze
jours un verre d'Eaux-Bonnes avant les repas ; 3° La
quinzaine suivante prendre le matin et le soir une cuil-
lière à soupe d'huile de foie de morue ; 4° Tenir dans
la chambre à coucher un appareil pour l'évaporation
du goudron ; 5° Chaque jour inhaler lentement dans la
trachée huit à dix bouffées d'une cigarette de papier
arsenical. »

Paris, oct. 20. — 1866, TROUSSEAU.

Comme le grand médecin dont l'opinion différait si
profondément de la nôtre n'est plus, la critique doit
s'arrêter. Mon opinion toutefois est que la paralysie des
abducteurs était due simplement à une atrophie des
muscles causée par une affection périphérique des nerfs
récurrents ou bien par une lésion très-limitée à l'origine des pneumogastriques ou des spinaux.

P. S. Depuis que cette observation était écrite, j'ai
été appelé (octobre 1867) à Paris pour voir ce gentle-
man. Il avait passé l'hiver précédent en Italie, et il
retournait à Londres pour se faire pratiquer la trachéotomie.

Il prit froid en passant les Alpes et fut obligé de se faire opérer à Genève. Je trouvai l'état général considérablement amélioré, et les cordes vocales me parurent se séparer davantage pendant l'inspiration. — Il portait une canule à la trachée.

(MORELL-MACKENZIE L. cit. p. 34).

OBSERVATION V

Paralysie bi-latérale des crico-aryténoïdiens postérieurs.

Le 22 septembre 1869, M. l'abbé X***, vint me consulter; il était envoyé par mon collègue M. Villard avec lequel j'eus d'ailleurs l'avantage de le voir plusieurs fois. Il était aphone depuis quelques mois. Sa voix avait diminué d'intensité peu à peu, et depuis cinq ou six mois elle était réduite à un simple chuchotement. M. X***, est âgé de 27 ans, de haute taille, maigre, très-pâle. Il se sent doué d'une force musculaire relativement considérable, et cependant, dès qu'il marche, il est suffoqué, et quand il monte un escalier sa suffocation augmente. Il ne peut se livrer à aucun travail intellectuel, ses nuits sont sans sommeil, il est fatigué par des pollutions nocturnes très-fréquentes. L'appétit est capricieux. Enfin il ne tousse pas, l'examen de la poitrine montre que les poumons et le cœur fonctionnent parfaitement. Dans sa famille, il n'y a pas d'antécédents diathésiques. Il a successivement employé le fer, le quinquina, la strychnine, les frictions sèches sur tout le corps et l'hydrothérapie. Il a fait une saison très-complète à Cauterets sous la direction de

M^r^. le docteur Guinier, professeur agrégé à Montpellier, tout cela sans voir améliorer sa situation.

Examen laryngoscopique. — Le larynx est légèrement congestionné, les cordes vocales sont rosées, mais ce qui est remarquable c'est leur immobilité pendant les mouvements respiratoires. Elles sont séparées l'une de l'autre par un espace de deux millimètres environ et les mouvements respiratoires les plus variés ne modifient que très-légèrement leur position. Cette immobilité ne peut tenir à l'état des diverses pièces du larynx, car cet organe ne présente aucune lésion de tissus, si ce n'est une légère hyperhémie. Ce malade donc était atteint d'une paralysie bi-latérale des crico-aryténoïdiens postérieurs. Pour combattre la congestion je fis quelques applications locales d'une légère solution de nitrate d'argent, et bientôt le larynx présenta dans toutes ses parties sa coloration normale. J'employai alors l'électricité directement sur les muscles paralysés et sur les cordes vocales. En même temps je fis reprendre l'hydrothérapie.

Ce traitement, continué pendant un mois, ne produisit aucune amélioration. Je conseillai alors à M. X*** d'aller à la campagne, d'éviter complétement toute occupation intellectuelle, quelque légère qu'elle fût, de faire de l'exercice, de le graduer suivant ses forces, enfin de supprimer toute médication. Au bout de deux mois, mon malade vint me revoir : l'état général était meilleur, il était moins maigre, moins suffoqué; mais l'état des muscles du larynx ne s'était presque pas modifié; cependant les cordes vocales me parurent s'écarter davantage pendant l'inspiration. Depuis lors je n'ai pas revu ce malade. (pl. III, *fig.* 3 et 4).

REMARQUES. — Cette observation peut, je crois, se rapprocher de celle publiée par Morell-Mackenzie. (Voir page 26). La marche de la maladie, les symptômes généraux sont presque identiques. Seulement le malade de Morell-Mackenzie était à une période plus avancée de la maladie. La physiologie permet de rattacher cet état pathologique à une lésion très-limitée de l'origine des pneumogastriques et des spinaux.

(E. NICOLAS-DURANTY).

OBSERVATION VI

Paralysie et atrophie de l'abducteur de la corde vocale gauche produite par la compression d'une tumeur maligne de la glande thyroïde sur le nerf récurrent gauche.

Samuel K***, âgé de cinquante ans, me fut adressé par M. Richardson, de *commercial road*, à l'hôpital des maladies de la gorge, le 10 mai 1864. Sa respiration était embarrassée et légèrement striduleuse, il avait une toux croupale et la voix enrouée. Sa physionomie était anxieuse, le visage et les extrémités étaient par moments cyanosés. Il était maigre et faible. Le début de sa maladie remonte à six ans, mais la situation s'est graduellement aggravée depuis quelques mois. Il a été atteint de la syphilis constitutionnelle. Le plus léger exercice donne lieu à un accès de suffocation, et par moments il éprouve de la difficulté à avaler. Il a vomi

du sang à deux reprises, une fois une demi-pinte, et
une autre fois presque une pinte. Il a quelques râles
bronchiques au sommet des poumons. Les bruits du
cœur sont normaux et l'on ne constate aucun souffle
dans les différents points de la circulation artérielle.

L'examen laryngoscopique montra que la corde vocale
gauche était immobile au centre de la glotte, c'est-à-
dire, que pendant l'inspiration, la corde vocale gauche
n'était pas portée en dehors et que son bord libre
interne restait sur la ligne médiane. On en conclut
qu'il existait une paralysie du crico-aryténoïdien postérieur gauche, l'abducteur de la corde vocale de ce
côté, et que la paralysie était produite par la compression
du nerf récurrent.

Cette dernière opinion fut confirmée quelques semaines plus tard par la présence d'une petite tumeur
arrondie sur la ligne médiane du cou et qui faisait
saillie dans la fossette sternale. Les symptômes devin-
rent graduellement plus graves, et j'envoyai le malade
au Dr. Davies (avec une description de la paralysie du
crico-aryténoïdien postérieur gauche) pour qu'il voulût
bien faire un examen stéthoscopique. Le Dr. Davies
admit le malade à London Hospital, mais l'auscultation
la plus attentive ne donna que des signes négatifs. Il
quitta l'hôpital quelques semaines plus tard, y fut admis
de nouveau quelque temps après, et enfin il succomba le
2 novembre 1866. Pendant les dix-huit mois que le
malade a été observé, tous les symptômes ont graduellement augmenté d'intensité, et la dyspnée était devenue
telle qu'il ne pouvait dormir que dans un fauteuil.

Nicolas-Duranty.   3

La tumeur du cou devint plus large et fort dure. Elle paraissait due, au moins en partie, à l'ossification des anneaux de la trachée. Dans les derniers moments la trachéotomie fut faite par le chirurgien interne. Le malade succomba à peine l'opération était-elle terminée. Une hémorrhagie veineuse, le peu d'espace qui existait entre la tumeur et le cartilage cricoïde, la dureté de la trachée et la difficulté d'introduire la canule rendirent cette opération très-laborieuse.

L'autopsie montra qu'il existait une tumeur cancéreuse dure, large de deux pouces, s'étendant de la crosse de l'aorte au cartilage cricoïde. Dans son développement vers la partie postérieure, elle poussa au-devant d'elle les anneaux de la trachée et rapprocha la paroi antérieure de la paroi postérieure, au point de n'être plus séparées que par un quart de pouce. Au niveau du second anneau de la trachée, le calibre du canal aérien était réduit à un huitième de pouce. En repoussant les anneaux de la trachée, la tumeur avait pénétré dans l'œsophage. Le récurrent gauche était entièrement compris dans la tumeur au point où il contourne la crosse de l'aorte. Le crico-aryténoïdien postérieur gauche était atrophié, il n'en restait que quelques fibres formant sa partie interne et inférieure. Celui du côté opposé, au contraire, était large et composé de toutes ses fibres.

L'analyse microscopique de la tumeur fut faite par le Dr. Andrew Clarck. Il constata la transformation cancéreuse de la glande thyroïde, et il trouva également des dépôts cancéreux dans le foie et les poumons.

(MORELL-MACKENZIE. L. cit. p. 39).

OBSERVATION VII

Paralysie bi-latérale des crico-aryténoïdiens latéraux.

Mlle C***, âgée de 15 ans, me fut amenée par sa mère le 17 mars 1865. Depuis trois mois elle souffre de la gorge et elle est aphone depuis trois semaines. Elle tousse un peu, la déglutition est très-difficile. L'examen de la poitrine ne révèle aucune lésion de ce côté. Le pharynx est obstrué par les amygdales hypertrophiées, la luette est œdématiée. J'eus beaucoup de peine à placer un petit miroir laryngien; cependant je constatai que les cordes vocales étaient rosées et immobiles sur les côtés du larynx. Lorsque la malade faisait des efforts phonateurs, la glotte restait largement ouverte. Je proposai immédiatement l'extirpation des amygdales, et le 21 du même mois, je les enlevai. Cette opération et ses suites ne présentèrent rien de particulier à signaler.

Le 26, je pratiquai l'examen laryngoscopique ; les cordes vocales me parurent moins rouges, mais elles étaient toujours immobiles sur les côtés du larynx. Je les touchai avec une petite éponge imbibée d'une solution de nitrate d'argent $\left(\frac{2}{30}\right)$ et je prescrivis un gargarisme fortement astringent. Le 14 mai, le pharynx présentait l'aspect normal, les cordes vocales étaient devenues blanches, nacrées, mais elles ne s'avançaient guère plus que précédemment vers la ligne médiane pendant les efforts de phonation. Je ne connaissais pas à cette époque les méthodes d'applications locales du galvanisme, et j'y suppléais en électrisant la partie antérieure et les côtés du larynx au niveau des muscles crico-thyroïdiens et crico-aryténoïdiens latéraux. Je continuai l'emploi de gargarismes astringents et je prescrivis un régime tonique et réparateur.

Ce traitement fut suivi très-régulièrement pendant un mois, et à ce moment la guérison était complète.

Depuis, cette demoiselle n'a plus eu la moindre fatigue du côté du larynx.

(E. Nicolas-Duranty).

OBSERVATION VIII

Paralysie du crico-aryténoïdien latéral droit.

M. X., âgé de 34 ans, d'Aix, vint me consulter au mois de novembre 1869. Il éprouvait en parlant un sentiment de gêne, de fatigue dans le larynx, sa voix était rauque. Enfin le temps humide ou sec avait sur sa voix une action très-notable. D'ailleurs il se portait parfaitement bien. L'examen laryngoscopique me montra la corde vocale droite moins tendue que la corde vocale gauche, elle était fixée sur le côté du larynx, et les mouvements plus ou moins rapides de la respiration, ainsi que les efforts de la phonation, la laissaient toujours dans la même situation. La corde vocale gauche, au contraire, était très-mobile, et en engageant le malade à prononcer la voyelle *a*, on la voyait s'approcher vivement de la ligne médiane.

Quelques chocs électriques et des pulvérisations faites avec une solution de tannin, amenèrent une guérison rapide. (pl. III. *fig.*5).

(E. Nicolas-Duranty).

OBSERVATION IX

Paralysie de l'ary-aryténoïdien.

Le 6 février 1870, M. le Dr. Villard eut la bonté de me conduire au couvent des dames du Saint-Nom-de-Jésus, dont il est le médecin, et de me montrer une religieuse dont la voix était presque éteinte. La sœur X***, âgée de 23 ans, toussait depuis trois mois environ, la respiration était obscure aux sommets des poumons, la sonorité était diminuée sous les clavicules, et il y avait lieu de penser à l'existence de tubercules. D'un autre côté, la voix était très-faible et réduite à un simple chuchotement. L'examen laryngoscopique nous montra que la glotte largement ouverte était hypérémiée. En engageant la malade à prononcer tantôt la voyelle *a*, tantôt la voyelle *e*, on constatait quelques légers mouvements dans les cordes vocales qui tendaient à se rapprocher de la ligne médiane. Malgré tous les efforts de la malade pour prononcer ces voyelles sur un ton élevé, les cordes vocales qui se mouvaient, restaient toujours fortement éloignées, surtout vers leurs insertions aryténoïdiennes; le muscle ary-aryténoïdien était donc paralysé.

Sous l'influence de quelques cautérisations, l'hypérémie disparut, mais la paralysie demeura intacte.

J'allais employer l'application directe de l'électricité, lorsque cette jeune fille fut rappelée par ses parents.

(E. NICOLAS-DURANTY).

OBSERVATION X

Aphonie durant depuis six mois, produite par une paralysie des adducteurs, guérie par l'application directe de l'électricité.

Mme S., de Warwick, âgée de 50 ans, me fut adressée, le 29 juin 1867, par M. Ruttledge pour une aphonie datant de six mois. L'examen laryngoscopique montra que l'aphonie était due à une paralysie des adducteurs des cordes vocales ; car dans les efforts pour la phonation, elles demeuraient largement séparées. On pouvait noter cependant une légère différence dans le mode d'action des deux cordes : la droite s'avançait davantage vers la ligne médiane que la gauche. La troisième ou la quatrième application de l'électricité ramena la voix, mais cette dame s'étant exposée au froid, elle rechûta ; cependant trois semaines après, elle put retourner chez elle, parfaitement guérie.

(MORELL-MACKENZIE. *L. cit.* p. 13).

OBSERVATION IX

Dysphonie durant depuis quatorze mois, produite par la paralysie des adducteurs de la corde vocale gauche, suite d'une atteinte de diphthérie, et guérie par l'électrisation des cordes vocales.

Patrick O***, âgé de 19 ans, me fut adressé en avril 1863 ; mais le traitement ne fut commencé qu'au milieu de mai. Le malade raconte, qu'en mars 1861, il a eu une attaque de diphthérie, et que depuis, il a la plus grande difficulté pour parler à haute voix, et s'il y parvient, sa voix est criarde. En examinant sa gorge, on remarque que les piliers du voile du palais sont atrophiés, et que la paroi postérieure du pharynx est tapissée par du mucus épaissi. Sous le laryngoscope, lorsqu'on engage le malade à dire *e*, on constate que la corde vocale déviée se rapproche vers le centre du larynx, tandis que la gauche ne vibre que très-difficilement, et ne s'avance pas vers la droite. Le son produit est dans le registre de fausset, et les plus grands efforts ne peuvent produire une note de poitrine. Avant d'être atteint par la diphthérie, ce malade avait une voix forte et puissante. L'électricité fut appliquée localement, et au bout de quinze jours, la guérison était complète.

(Morell-Mackenzie. *L. cit.* p. 53).

OBSERVATION XII

*Dysphonie durant depuis plusieurs années, produite par la
paralysie des adducteurs de la corde vocale gauche.*

Sarah F***, âgée de 41 ans, est la femme d'un méca-
nicien, elle est actuellement sous mes soins à London
Hospital, elle est en traitement depuis le 2 novembre
1867. Dès son enfance, elle avait la voix rauque. Elle
eut la rougeole qui n'eut aucune influence sur son organe
vocal. Depuis trois mois, une dysphonie s'est produite. La
dysphonie était évidemment causée par la paralysie des
adducteurs de la corde vocale gauche, le larynx était
sain d'ailleurs. Le repli ary-épiglottique gauche et les
cartilages qu'il contient, sont à un niveau plus élevé que
le repli droit, ce qui rompt la symétrie du vestibule du
larynx. Dans les mouvements de la phonation, la corde
vocale droite dépasse la ligne médiane, de manière à com-
penser l'action insuffisante de la corde vocale gauche, et le
cartilage passe derrière et au-delà de son homologue.

(Morell-Mackenzie. *L. cit.* p. 27).

OBSERVATION XIII

Paralysie bi-latérale des thyro-aryténoïdiens.

Le 12 octobre 1868, mon confrère M. Louis Rampal,
me pria d'examiner une de ses clientes, mademoiselle
de C***, âgée de 12 ans. Cette jeune fille, non encore
menstruée, à la suite d'un refroidissement eut une

bronchite assez intense accompagnée d'enrouement très-prononcé. Un traitement parfaitement dirigé la débarrassa rapidement de la bronchite, mais l'enrouement persista, et il durait depuis deux mois, lorsqu'elle me fut amenée.

Examen laryngoscopique : La coloration de la muqueuse laryngée est normale. Les cordes vocales bien blanches, bien nacrées se meuvent parfaitement, mais lorsque j'engage la jeune malade à prononcer la voyelle *a*, les cordes vocales tendues se rapprochent à leurs deux extrémités, mais laissent entre elles vers leur partie moyenne, un espace elliptique très-caractérisé. D'un autre côté, leurs vibrations sont peu apparentes (pl. III, *fig.* 6). Le fer, le quinquina, un régime réparateur, ont rapidement amené la guérison.

(E. Nicolas-Duranty).

OBSERVATION XIV

Dysphonie durant depuis un an, produite par la paralysie du thyro-aryténoïdien droit, guérie par l'électricité.

Mme C*** âgée de 34 ans, exerçant la profession de chanteuse, me consulta pendant le mois de mai 1865 pour une difficulté qu'elle éprouvait depuis un an dans la formation des notes inférieures de la voix. L'échelle diatonique ordinaire de sa voix s'étendait de *d* au-dessus de la portée à *a* au-dessous (1). Depuis un an, elle éprouvait

____

(1) *a* indique le *la* de la seconde octave, *d* le *ré*. — *b* indique le 6e degré de la gamme diatonique et naturelle.

une certaine difficulté à former le *a* d'en bas, et depuis le mois de janvier, elle ne pouvait dépasser *b*, enfin durant les deux derniers mois, elle ne pouvait même plus chanter dans un salon. Elle attribuait la perte de sa voix à un effort, et elle faisait remonter le début de sa maladie à la gêne qu'elle éprouva un jour après avoir chanté une très-longue cantate qu'on lui fit répéter. Elle éprouvait depuis lors une sensation de piqûre s'étendant du côté droit de la gorge à l'oreille. Elle a été constamment en traitement depuis le moment où sa voix a commencé à être affectée. « La seule chose qui la soulageât était une application d'une solution caustique sur le larynx au moyen d'une éponge fixée à l'extrémité d'une tige recourbée. » Mais ce traitement ne lui donnait qu'une amélioration temporaire. L'examen laryngoscopique montra que le parallélisme entre les cordes vocales était perdu et que la corde vocale droite présentait une dépression centrale vers la ligne médiane.

Le traitement (électrisation directe de la corde vocale droite) fut long et pénible. Au bout de six semaines la malade ne présentait pas la moindre amélioration, et découragée, elle voulait suspendre le traitement. J'insistai, et j'eus le plaisir de voir la quinzaine suivante, la malade constater une amélioration notable. Pour essayer sa voix, je lui permis un léger exercice vocal chaque semaine. Enfin au bout de trois mois, la voix était complétement revenue, et l'automne suivant cette dame put accepter un engagement pour Madrid.

(MORELL-MACKENZIE. L. cit. p. 54).

Planche I.

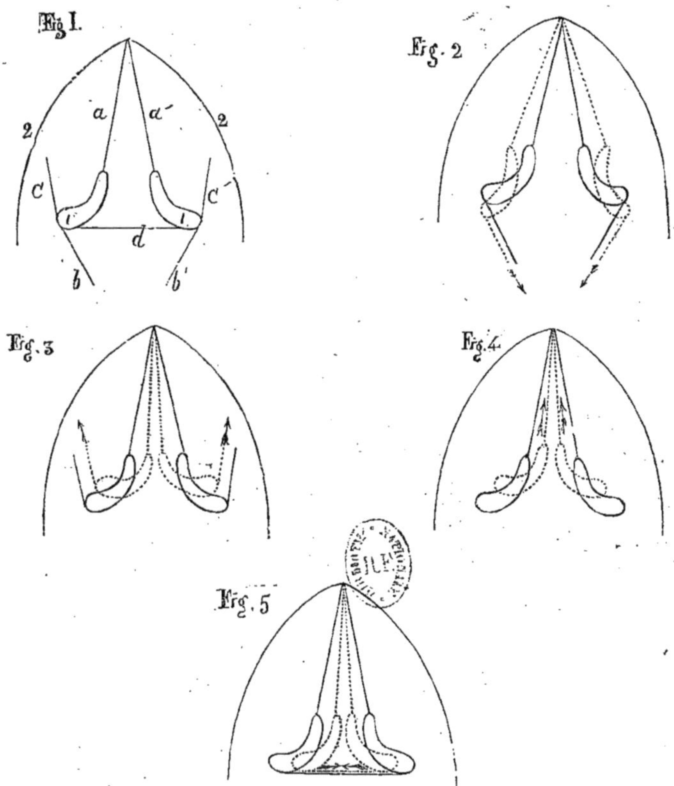

Planche I. — Figures schématiques montrant l'action des muscles du larynx. — Les lignes pleines représentent les différentes parties au repos idéal. Les lignes ponctuées font voir la position que prennent les parties, lorsque les muscles entrent en fonction.

Fig. 1. — 1,1' Cartilages aryténoïdes. — 2, Cartilage thyroïde. — a,a' Muscles thyro-aryténoïdiens. — b,b' Muscles crico-aryténoïdiens postérieurs. — c,c' Muscles crico-aryténoïdiens latéraux. — d. Muscle ary-aryténoïdien. — Fig. 2. — Action des crico-aryténoïdiens postérieurs. — Fig. 3. — Action des crico-aryténoïdiens latéraux. — Fig. 4. — Action des thyro-aryténoïdiens. — Fig. 5. — Action de l'ary-aryténoïdien.

Planche II.

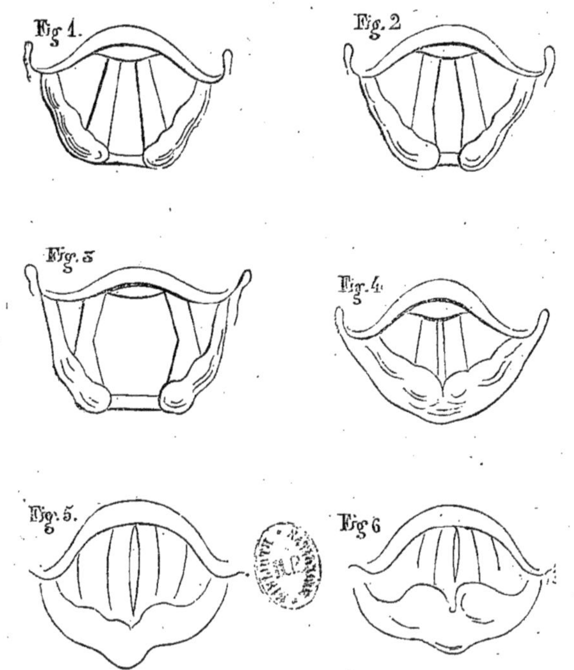

PLANCHE II. — Les figures de cette planche montrent l'aspect de la glotte pendant la respiration, la phonation et le chant.

Fig. 1. — Respiration tranquille.
Fig. 2. — Respiration forcée.
Fig. 3. — Respiration très-forcée.
Fig 4. — État de la glotte au moment qui précède immédiatement la phonation.
Fig. 5 et 6. — Forme de la glotte pendant le chant. La figure 5 représente l'aspect de l'ouverture glottique pendant l'émission du son *mi* b^3 de fausset et la figure 6 pendant l'émission du son *mi* b^3 de poitrine. (Ces deux figures sont empruntées à l'ouvrage de M. BATTAILLE : *Nouvelles recherches sur la phonation*).

Planche III.

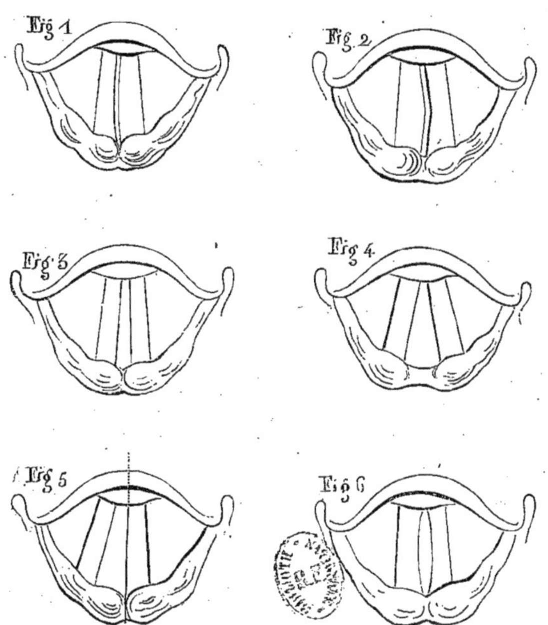

PLANCHE III. — Cette planche montre les différents aspects que présente la glotte dans les paralysies des divers muscles du larynx.

Fig. 1. et 2. — Paralysie des crico-thyroïdiens.

Fig. 3. — Paralysie bi-latérale des crico-aryténoïdiens postérieurs. — Glotte pendant l'inspiration.

Fig. 4. — Paralysie bi-latérale des crico-aryténoïdiens postérieurs. — Glotte pendant une expiration profonde.

Fig. 5. — Paralysie du muscle crico-aryténoïdien latéral droit.

Fig. 6. — Paralysie bi-latérale des thyro-aryténoïdiens.

VERSAILLES. — Imprimerie CRÉTÉ.

BERNARD. Leçons de pathologie expérimentale. 1 vol. in-8 de 600 pages. 7 fr.

BERT (Paul). Leçons sur la physiologie comparée de la respiration, par Paul Bert, professeur de physiologie à la Faculté des sciences. Paris, 1870, 1 vol. in-8 de 500 pages avec 150 fig. 10 fr.

CZERMAK. Du laryngoscope et de son emploi en physiologie et en médecine, par le docteur J.-N. Czermak, professeur de physiologie à l'Université de Leipzig. Paris, 1860, in-8 avec deux planches gravées et 31 figures. 3 fr. 50

LORAIN (P). Études de médecine clinique faites avec l'aide de la méthode graphique et des appareils enregistreurs. **Le pouls**, ses variations et ses formes diverses dans les maladies. Paris, 1870, 1 vol. gr. in-8 de 372 pages avec 488 fig. 10 fr.

GAUJOT et SPILLMANN. Arsenal de la chirurgie contemporaine. Description, mode d'emploi et appréciation des appareils et instruments en usage pour le diagnostic et le traitement des maladies chirurgicales, l'orthopédie, la prothèse, les opérations simples, générales, spéciales et obstétricales. Paris, 1867-1872, 2 vol. in-8 avec 1885 figures intercalées dans le texte. 32 fr.

MANDL. Traité des affections du larynx et du pharynx. Paris, 1872, 1 vol. gr. in-8 avec planches gravées et coloriées et figures intercalées dans le texte.

MARVAUD. Étude de physiologie thérapeutique, effets physiologiques et thérapeutiques des aliments d'épargne ou antidéperditeurs, alcool, café, thé, coca, maté, etc. Ouvrage couronné par l'Académie de Bordeaux. 1871, in-8 de 224 pages. 3 fr. 50

RINDFLEISCH. Traité d'histologie pathologique, par Rindfleisch, professeur à l'Université de Bonn, traduit par le docteur Gross, professeur agrégé à la Faculté de médecine de Strasbourg. Paris, 1872, 1 vol. in-8, avec figures.

TURCK. Méthode pratique de laryngoscopie, par le docteur Ludwig Turck, médecin en chef de l'hôpital général de Vienne. Edition française publiée avec le concours de l'auteur. Paris, 1861, in-8 de 80 pages, avec une planche lithographiée et 29 figures intercalées dans le texte. 3 fr. 50

TURCK. Recherches cliniques sur diverses maladies du larynx, de la trachée et du pharynx, étudiées à l'aide du laryngoscope. Paris, 1862, in-8 de viii-100 pages. 2 fr. 50

VILLEMIN. Études sur la tuberculose, preuves rationnelles et expérimentales de sa spécificité et de son inoculation, par J.-A. Villemin, professeur à l'Ecole du Val-de-Grâce. Paris, 1868, 1 vol. in-8 de 640 pages. 8 fr.

WOILLEZ. Dictionnaire de diagnostic médical, comprenant le diagnostic raisonné de chaque maladie, leurs signes, les méthodes d'exploration et l'étude du diagnostic par organe et par région, par E.-J. Woillez, médecin de l'hôpital La Riboisière. *Deuxième édition*, présentant l'exposé des travaux les plus récents. Paris, 1870, in-8 de vi-1114 pages, avec 310 figures. 16 fr.

WUNDT. Traité élémentaire de physique médicale, par le docteur W. Wundt, professeur à l'Université de Heidelberg, traduit avec de nombreuses additions par le docteur Ferdinand Monoyer, professeur agrégé de physique médicale à la Faculté de médecine de Strasbourg. 1 vol. in-8 de 704 pages, avec 390 figures intercalées dans le texte, y compris 1 planche en chromolithographie. 12 fr.

Versailles. — Imprimerie Crété.